L'EXTIRPATION

DE LA

GLANDE LACRYMALE PALPÉBRALE

PAR

Le Dʳ FAGE

MÉDECIN EN CHEF DE L'HOSPICE SAINT-VICTOR D'AMIENS
CHARGÉ DU COURS D'OPHTALMOLOGIE A L'ÉCOLE DE MÉDECINE
MEMBRE DE LA SOCIÉTÉ FRANÇAISE D'OPHTALMOLOGIE
MEMBRE CORRESP. DE LA SOCIÉTÉ D'OPHTALMOLOGIE DE PARIS

AMIENS

IMPRIMERIE PICARDE

1896

L'EXTIRPATION

DE LA

GLANDE LACRYMALE PALPÉBRALE

PAR

LE D' FAGE

L'EXTIRPATION

DE LA

GLANDE LACRYMALE PALPÉBRALE

PAR

Le Dʳ FAGE

MÉDECIN EN CHEF DE L'HOSPICE SAINT-VICTOR D'AMIENS
CHARGÉ DU COURS D'OPHTALMOLOGIE A L'ÉCOLE DE MÉDECINE
MEMBRE DE LA SOCIÉTÉ FRANÇAISE D'OPHTALMOLOGIE
MEMBRE CORRESP. DE LA SOCIÉTÉ D'OPHTALMOLOGIE DE PARIS

AMIENS
IMPRIMERIE PICARDE
1896

L'EXTIRPATION

DE LA

GLANDE LACRYMALE PALPÉBRALE

PAR

Le Dr FAGE

Les méthodes thérapeutiques employées contre les affections des voies lacrymales visent en général l'appareil excréteur. La dilatation progressive par les sondes de Bowman combinée avec les injections a été longtemps la méthode de prédilection ; sans abandonner le cathétérisme, on est revenu avec raison à la pratique plus ancienne qui consiste à modifier directement la muqueuse des voies lacrymales par les topiques, le thermo-cautère, ou, moyen plus récent, par la curette tranchante, en même temps qu'on soigne, lorsqu'il en existe, les lésions de la muqueuse nasale. Comme dernière ressource, reste l'extirpation totale du sac lacrymal.

Les résultats obtenus par ces diverses méthodes sont en

général suffisants, mais il est des cas où, après disparition du catarrhe du sac, persiste un larmoiement assez intense, soit qu'il y ait oblitération du canal nasal, soit que, les voies étant libres, la quantité de larmes ait augmenté par hypersécrétion reflexe ou hypertrophie de la glande lacrymale. Dans ces circonstances, il y a lieu de s'adresser à l'appareil sécréteur ; on doit chercher à diminuer ou à supprimer sa fonction. On arrive à ce résultat en enlevant les glandes lacrymales, dont la suppression peut aussi rendre des services dans certaines inflammations chroniques de la conjonctive ou de la cornée, chez les granuleux en particulier, ainsi qu'Abadie (1) et Truc (2) l'ont démontré.

La glande lacrymale est divisée en deux portions : l'une, qui constitue la glande proprement dite, est logée dans la partie supéro-externe de l'orbite, dans une fossette du frontal ; l'autre, qui forme la glande accessoire, est située sous la paupière supérieure, dans l'angle externe. Devant nous occuper de cette dernière, nous allons rappeler ses rapports anatomiques : de forme à peu près quadrilatère, elle se trouve recouverte en haut par l'expansion fibreuse du releveur de la paupière ; en bas elle touche au droit externe ; son bord antérieur repose sur le cul-de-sac conjonctival dans lequel s'ouvrent les canaux excréteurs ; son bord postérieur tend à se confondre avec la portion orbitaire. Son extrémité interne correspond à peu près à l'union du tiers externe et du tiers moyen de la paupière supérieure ; son extrémité externe atteint ou dépasse la commissure.

---

(1) Abadie. — Gazette hebdom. 1878.
(2) Truc. — Arch. d'Ophtalmogie, 1889.

La glande lacrymale palpébrale est une glande en grappe dont on voit les lobules à l'œil nu lorsqu'on pratique son extirpation. Les acini sont tapissés par un épithélium cylindrique dont les cellules ont un noyau arrondi à leur base. Tous les culs-de-sac déversent leur produit de secrétion dans les canaux lobulaires qui, en se réunissant, forment les canaux excréteurs proprement dits. Sur huit ou dix canaux qui traversent la glande palpébrale, trois ou quatre viennent de la glande orbitaire. Cette disposition montre que l'excision de la glande palpébrale entraîne forcément la section des conduits excréteurs de la glande orbitaire et leur oblitération cicatricielle consécutive. Elle réalise ce que Szokalski (1), dès 1843, avait songé à obtenir en liant en masse les conduits excréteurs.

Sans pouvoir dire la part qui revient à chaque portion de la glande dans la sécrétion des larmes, puisque la physiologie ne nous a pas suffisamment renseignés sur ce point, je pense que la portion qui est le plus en cause dans les larmoiements pathologiques est la portion palpébrale, celle qui, excitée par la conjonctive voisine enflammée, fonctionne le plus activement ; n'est-ce pas d'ailleurs autour des canaux excréteurs que la sécrétion est toujours plus active.

L'ablation de la glande lacrymale palpébrale portera donc une grande atteinte au fonctionnement de la glande orbitaire. La suppression de ces glandes n'entraîne pas, comme on l'avait craint, la sécheresse de l'œil, car, à côté d'elles, il existe dans le cul-de-sac conjonctival, un certain nombre de glandules acino-tubuleuses connues sous le

---

(1) Szokalski. — Ann. d'Oculistique, 1843.

nom de glandes de Krause, qui jouent le rôle de véritables glandes lacrymales accessoires en déversant sur le globe de l'œil le liquide qu'elles sécrètent.

C'est P. Bernard (1) qui, en 1843, fit le premier de propos délibéré l'extirpation de la glande lacrymale (portions orbitaire et palpébrale) pour un larmoiement incoercible qui durait depuis dix ans et contre lequel tous les moyens ordinaires avaient échoué.

Malgré l'excellent résultat qu'elle avait donné, cette nouvelle méthode fut peu suivie au début. Ou trouve bien en 1847 une observation de Ch. Textor (2), mais il faut arriver en 1867 pour trouver un travail important sur la question ; il appartient à Lawrence (3) qui, au congrès d'Ophtalmologie tenue cette année là à Paris, rapporta l'histoire de vingt cas d'extraction de la glande lacrymale, dont quatorze personnels. La plupart des oculistes qui prirent part à la discussion se déclarèrent peu partisans de la méthode.

A partir de ce moment, les observations deviennnent plus fréquentes ; nous relevons celles de Talko (1), d'Abadie (2), d'Andrews (3), de Meyer (4), de Badal (5), de Darier (6).

Jusque là on avait enlevé, avec ou sans la portion pal-

---

(1). P. Bernard. — Ann. d'Oculistique, 1843.
(2) Ch. Textor. — Journ. f. chir. und. Augen. 1847.
(3) Lawrence. — Congrès d'ophtalm. de Paris, 1867.
(1) Talko. — Klin. Monatsbl. 1872.
(2) Abadie. — In Thèse de Marula, 1876.
(3) Andrews. — Brit. médical. 1877.
(4) Meyer. — In Thèse de Boisson, 1881.
(5) Badal. — Arch. d'ophtalmologie, 1885.
(6) Darier. — Gazette médic. 1886.

pébrale, la portion orbitaire de la glande. On se trouve dans ces conditions en face d'une intervention qui exige l'emploi du chloroforme, qui expose à la section du releveur de la paupière, qui laisse une cicatrice au niveau de la queue du sourcil, qui est sujette à une infection grave, telle que le phlegmon de l'orbite. Ajoutons que la suppression de la glande orbitaire seule n'a pas toujours été suffisante ; il a fallu parfois compléter l'intervention par l'extraction de la glande palpébrale.

L'extirpation de la portion palpébrale seule de la glande lacrymale est au contraire une opération, je ne dirai pas très facile, mais plus simple, plus pratique, et à l'abri de toute infection grave.

C'est De Wecker (1) qui, en 1888, proposa d'une façon systématique l'ablation de la portion palpébrale seule de la glande. Il démontra, en s'appuyant sur l'anatomie topographique, qu'en supprimant la glande palpébrale, on coupait forcément les conduits excréteurs de la glande orbitaire qui peut finir par s'atrophier dans ces conditions. Ses résultats cliniques confirmaient ces prévisions.

L'extirpation de la glande lacrymale palpébrale a trouvé certainement des adeptes, mais il nous semble que c'est une méthode trop peu employée, si nous nous en rapportons aux bons résultats que nous en avons obtenu et à ceux de De Wecker, Chibret, Truc, Terson, etc.

On pourrait enlever la glande palpébrale en même temps que l'orbitaire par une incision allant de la partie médiane du rebord orbitaire à la commissure externe et un peu au-dessous (Badal). D'habitude lorsqu'on veut enlever les

---

(1) De Wecker. — Congrès d'Heidelberg. 1888.

deux portions, on procède à deux opérations successives : nous ne nous arrêterons qu'à celle de la portion palpébrale.

Il est inutile de fendre la commissure externe pour se donner du jour : le simple écartement de la paupière supérieure rend la glande très accessible, et c'est un des sérieux avantages de cette opération, de pouvoir être faite sans délabrements. Je pratique l'opération d'après les indications de De Wecker : la conjonctive étant cocaïnisée et désinfectée, un aide soulève d'une main la paupière supérieure avec un étroit écarteur à manche et tend de l'autre la commissure externe ; le malade n'a plus qu'à regarder fortement en bas et en dedans pour que la glande fasse saillie ; un deuxième aide se tient prêt à éponger. J'incise alors la conjonctive sur la partie saillante et par de petits coups de ciseaux, je dégage la glande circulairement, puis l'ayant attirée en avant avec une érigne, je finis de la libérer en dessous. Tout en s'efforçant d'enlever la glande palpébrale tout entière, il faut avoir soin de ne pas couper trop loin de peur d'intéresser en haut, le releveur de la paupière supérieure et de produire du ptosis, ou d'affaiblir, en bas, le droit externe au point de produire de la diplopie. Il ne reste plus qu'à laver le cul-de-sac conjonctival avec une solution antiseptique, à introduire sous les paupières un peu de vaseline iodoformée et à appliquer pendant cinq ou six jours un bandeau sur l'œil. La suture de la conjonctive est inutile, celle-ci s'affrontant d'elle-même.

Cette petite opération est parfois un peu laborieuse, lorsqu'on ne parvient pas à faire saillir la glande, lorsque l'hémorrhagie est gênante, ou quand le malade est indocile. Il faut savoir bien étaler la glande, la faire proéminer, la disséquer rapidement et l'énucléer pour ainsi dire ; tout cela exige une certaine pratique. « Il ne faudrait pas supposer, dit De Wecker (1), que dès les premiers essais on doit, de même que pour d'autres opérations, arriver tout de suite à la perfection ».

Une ecchymose sous-conjonctivale et un endolorissement passager de la paupière sont les seules complications post-opératoires que nous ayons à signaler chez nos opérés ; aucun n'a eu ce catarrhe persistant de la conjonctive qu'ont observé Trousseau, Terson, Panas. Nous avons régulièrement obtenu des résultats favorables par l'ablation de la glande palpébrale ; nos opérés ont été d'autant plus satisfaits qu'ils avaient la plupart suivi longtemps et sans amélioration suffisante le traitement par la méthode de Bowman. Nous ne relevons comme insuccès qu'un cas où il y avait oblitération du sac et où la glande avait été probablement enlevée d'une façon incomplète, à cause de l'indocilité de la malade. Dans une communication qu'Alb. Terson (1) lui avait demandée pour sa thèse, de Wecker déclare que pour ce qui concerne les cas de larmoiement simple, sans catarrhe du sac, il a obtenu dans 50 0/0 des cas une guérison complète, dans 40 0/0 une amélioration réduisant le larmoiement à si peu de chose que les opérés se trouvaient très satisfaits, enfin dans 10 0/0 un effet nul ou presque nul. Dans les cas compliqués de dacryocystite il a eu des résultats moins bons ; aussi pense-t-il qu'on ne doit opérer ces malades que lorsque le catarrhe est guéri avec persistance d'un larmoiement prononcé. Au point de de vue des résultats éloignés, il n'a revu aucun malade

---

(1) De Wecker. — Arch. d'Ophtalmologie, 1891.
(2) A. Terson. — Thèse de Paris, 1892

avec une rechute ou une aggravation de son état, une fois qu'un mois s'était écoulé depuis l'opération. Comme opérations secondaires, il n'en a eu que six à faire, quatre fois pour enlever une partie de la glande qu'il supposait avoir laissée, deux fois pour toucher la cicatrice avec le thermo-cautère.

Terson reproduit aussi une lettre de Chibret, qui estime que les résultats moyens sont la disparition définitive des trois quarts du larmoiement. A. Terson complète ces renseignements par ses propres observations et dit : « Nous n'avons pas beaucoup d'observations inédites, mais mettant à part les cas où le larmoiement a continué, malgré ablation orbitaire et ablation palpébrale, et un cas d'insuccès de l'opération sur la glande palpébrale avec catarrhe primitif, nous avons trouvé que nos malades avaient eu une guérison, ou plus souvent une très grande amélioration; nous ne pouvions en tous cas obtenir ce résultat désiré avec les moyens ordinaires. »

L'extirpation de la portion palpébrale de la glande lacrymale est, on le voit, une opération bénigne et efficace lorsqu'elle est appliquée à propos et bien exécutée. Nous la croyons principalement indiquée lorsqu'après avoir traité les voies d'excrétion et supprimé le catarrhe du sac lacrymal, on n'est pas parvenu à diminuer suffisamment le larmoiement; lorsqu'il y a oblitération du canal nasal; lorsque, avec le larmoiement, persiste une inflammation chronique de la conjonctive ; lorsque la glande est hypertrophiée.

15499. — AMIENS IMPRIMERIE PICARDE.

15499. — AMIENS IMPRIMERIE PICARDE.

www.ingramcontent.com/pod-product-compliance
Lightning Source LLC
Chambersburg PA
CBHW050432210326
41520CB00019B/5901